CONTRIBUTION A L'ÉTUDE

DE LA

FIÈVRE TYPHOÏDE SUDORALE

PAR LE

DOCTEUR **Émile COUSIN**

DE LA FACULTÉ DE MÉDECINE DE PARIS,
PHARMACIEN DE 1re CLASSE,
INTERNE EN PHARMACIE DES HOPITAUX DE PARIS.

CONTRIBUTION A L'ÉTUDE

DE LA

FIÈVRE TYPHOÏDE SUDORALE

CONTRIBUTION A L'ÉTUDE

DE LA

FIÈVRE TYPHOÏDE SUDORALE

PAR LE

DOCTEUR **Émile COUSIN**

DE LA FACULTÉ DE MÉDECINE DE PARIS,
PHARMACIEN DE 1re CLASSE;
INTERNE EN PHARMACIE DES HÔPITAUX DE PARIS

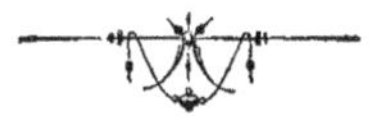

PARIS
INSTITUT INTERNATIONAL DE BIBLIOGRAPHIE SCIENTIFIQUE
93, Boulevard Saint-Germain, 93

1899

INTRODUCTION.

Est-il bien nécessaire d'écrire à nouveau sur la fièvre typhoïde sudorale, et n'est-il pas téméraire d'y vouloir ajouter quelque chose après les leçons magistrales faites sur ce sujet par M. le Pr Jaccoud.

Aussi bien n'aurons-nous pas en vue, dans cette étude, la fièvre typhoïde sudorale type : nous viserons un but moins élevé, et nous nous contenterons, dans la mesure de nos forces, de montrer les liens qui unissent la fièvre typhoïde sudorale type à la fièvre typhoïde ordinaire, et nous nous efforcerons de justifier l'axiome que nous empruntons dans le cas présent à M. le Pr Jaccoud: *Natura non fecit saltus*, en étudiant les formes de la fièvre typhoïde sudorale anormale, formes appelées *formes mixtes* et qui relient d'une façon insensible les deux formes types si opposées en apparence.

C'est un de ces cas de fièvre typhoïde sudorale anormale, mixte par conséquent, que nous avons eu la chance d'observer dans le service de M. le Pr Jaccoud, qui servira de base à notre étude.

Mais, avant de traiter notre sujet, qu'il nous soit permis de remercier ici les maîtres qui nous ont guidé dans nos études médicales.

Que M. le Dr Talamon, qui a guidé nos premiers pas dans l'étude de la médecine ; que M. le Dr Lepage, auquel nous devons les notions de l'obstétrique, veuillent bien agréer le témoignage de notre vive gratitude.

Nous ne saurons jamais trop reconnaître la valeur des conseils et des leçons de M. le Pr Jaccoud, dont nous avons suivi le service pendant plusieurs années ; aussi le prions-nous d'agréer l'assurance de notre profonde reconnaissance et l'expression de notre vive gratitude pour l'honneur qu'il nous a fait en acceptant la présidence de notre thèse.

Nous remercions M. le Dr Achalme, Chef de clinique de la Faculté, des bons conseils qu'il a bien voulu nous donner, et de l'aide qu'il nous a apportée dans l'étude de notre sujet.

Enfin nous ne saurions oublier l'obligeance et l'amabilité de M. Théoari, Interne des Hôpitaux.

CHAPITRE I

Historique.

En France, la fièvre typhoïde à forme sudorale n'était pas connue avant les travaux de M. le Professeur Jaccoud, qui dans ses leçons de clinique médicale, faites à la Pitié en 1883-1884, en a tracé de main de maître les différents caractères.

Assez fréquente en Italie, où elle a été décrite par M. Borelli et M. Tomaselli, on sait aujourd'hui qu'elle peut naître en France, et cela non seulement chez des personnes revenant d'Italie, comme on l'avait cru tout d'abord, mais chez des personnes n'ayant jamais quitté la France, bien mieux, n'ayant jamais quitté Paris. Les cas d'origine parisienne cités par M. le Professeur Jaccoud, ne laissent aucun doute à cet égard.

Depuis lors nous voyons des descriptions de cette forme faites par plusieurs auteurs ; nous citerons le cas ayant servi de sujet de thèse à M. Decourteix, le cas de M. le Dr Juhel-Renoy, et plusieurs autres que nous citerons dans le courant de notre étude.

Nous ne serons point étonnés de voir que tous les cas ne sont pas calqués sur un même type clinique ; les formes sudorales de la fièvre typhoïde ne présentent pas toujours les mêmes caractères; il y a, en un mot, de nombreuses variétés. Et cela n'est point pour nous étonner : ne rencontre-t-on pas ces irrégularités dans toutes les maladies ? Mais toujours, dans ces différentes variétés, nous trouverons suffisamment de symptômes nous permettant de dire qu'il s'agit bien de la même affection. Et si la fièvre typhoïde sudorale type diffère essentiellement de la dothiénenterie ordinaire, nous trouverons des cas qui se rapprochent par certains signes de la dothiénenterie vraie, mais qui s'en écartent parce qu'ils ont justement quelques-uns de ces symptômes irréguliers, bizarres, qui caractérisent la forme sudorale.

C'est cette différence si grande entre les deux formes types qui explique que la forme sudorale ait été pendant si longtemps éloignée du cadre des formes de la dothiénenterie. C'est cette différence encore qui explique l'hésitation de quelques auteurs à considérer cette forme comme une manifestation de la fièvre typhoïde.

Mais M. le Professeur Jaccoud a démontré, dans ses leçons cliniques de 1883-1884, et cela d'une façon indiscutable, qu'il s'agissait bien là d'une fièvre typhoïde : un cas de M. Juhel-Renoy, sur lequel nous reviendrons d'ailleurs, suivi de constatations anatomiques, viendrait donner une nouvelle preuve, si cela était nécessaire.

Et si M. Decourteix pouvait déplorer dans sa thèse, que la recherche des bacilles, dans son observation personnelle, ait été faite trop tard, nous pensons que notre observation comblera cette lacune dans une certaine mesure, puisque la séro-réaction, et plus tard l'examen macroscopique, et l'examen microscopique des pièces, ont été réunis pour confirmer un diagnostic, porté dans des conditions difficiles, et donner la preuve que l'on se trouvait bien en présence de l'agent infectieux auquel est due la dothiénentérie ordinaire.

Avant d'aborder la description de la forme sudorale, il nous semble utile de dire quelques mots du bacille typhique, qui en est l'agent pathogène, et de décrire rapidement la forme de la dothénientérie normale, afin de pouvoir mieux faire la comparaison.

Après quoi nous décrirons les formes mixtes qui forment un lien tout naturel entre les deux formes types.

CHAPITRE II.

Le Bacille typhique. — La Fièvre typhoïde normale.

A. — Le Bacille typhique.

Passant sous silence les recherches de Coze et Feltz (1866), Hallier (1866), Recklinghausen (1871), qui, le premier, signala le fait si intéressant des colonies microbiennes dans les abcès miliaires du rein au cours de la fièvre typhoïde, de Klein (1875), on peut dire que c'est à Eberth qu'on doit les premières notions précises sur le bacille pathogène de la fièvre typhoïde (1880-1883).

Depuis cette époque, de nombreux observateurs, tant en France qu'à l'étranger, ont contrôlé la découverte d'Eberth et y ont ajouté plusieurs données intéressantes.

D'une façon générale, le bacille d'Eberth peut être décrit comme « un petit bâtonnet arrondi aux extrémités, d'une largeur de 2 à 4 μ et trois fois plus long que large ». Cultivé dans certains milieux, il change de forme : il présente quelquefois à son centre un espace clair que MM. Chantemesse et Widal ne considèrent pas comme une spore, mais comme « une sorte de cadavérisation du centre qui ne se laisse plus imprégner par les matières colorantes ». Cet espace clair serait destiné à se fracturer et le bacille pourrait ainsi se reproduire par scissiparité.

Examiné sans coloration, ce bacille se montre extrêmement mobile ; en outre d'un mouvement de translation assez rapide, il présente un mouvement d'oscillation sur lui-même tout particulier. Cette mobilité est due aux cils ou flagella dont est pourvu le bacille d'Eberth, cils nombreux dont on peut compter, en s'adressant à des cultures jeunes, de 10 à 20 pour un bacille.

Le bacille d'Eberth se colore assez bien par les couleurs d'aniline en solution hydro-alcoolique très légère, par les bleus de Löffler et de Kühne, tandis que la méthode de Gram et ses dérivés ne réussissent pas à le colorer, ce qui est un caractère diagnostic fort important.

Sur des coupes, le procédé suivant convient très bien pour déceler la présence du bacille d'Eberth. La coupe est laissée une demi heure dans le liquide de Ziehl (eau distillée 100, fuschine 1, acide phénique 5), lavée ensuite dans de l'eau acidulée à 1 0/0 d'acide acétique, décolorée, déshydratée à l'alcool, éclaircie par l'essence de térébenthine, puis montée dans le baume de Canada.

Le bacille de la fièvre typhoïde est indifféremment aérobie et anaérobie ; il pousse en effet très vivement à l'abri de l'air (Roux).

La température qui convient le mieux à son développement varie entre 25° et 35°. A 40°, il cesse de se développer. Sa vitalité paraît persister longtemps dans les milieux de culture.

Les milieux de culture artificiels les plus divers conviennent également pour les cultures en présence de l'air : bouillon, lait, gélatine, sérum, gélose, pomme de terre.

En 24 heures, le bouillon ensemencé avec le bacille typhique et mis à l'étuve, devient trouble. Dans le lait, auquel il ne fait subir aucun changement, il prend des formes volumineuses.

La colonie se caractérise sur la gélose, par une mince pellicule blanchâtre, facile à enlever ; et sur pomme de terre, au point d'ensemencement, « par une légère boursouflure dont l'aspect rappelle assez bien la surface glacée de certains gâteaux ».

Quand on fait des ensemencements sur plaque de gélatine, (en ayant soin d'y ajouter quelques gouttes d'acide phénique, qui empêchera le développement des microbes qui pourraient liquéfier la gélatine), on constate au bout de deux jours une petite colonie circulaire, translucide, bleuâtre et nacrée. Plus ancienne, la colonie se fragmente au centre pendant que ses bords deviennent irréguliers. Le milieu n'est jamais liquéfié.

On sait aujourd'hui rechercher le bacille sur le vivant : il suffit de faire une ponction de la rate (méthode proposée par Philippowicz et Lucatello, et perfectionnée par MM. Chantemesse et Widal), ponction facile et sans danger, quand elle est faite avec toutes les précautions antiseptiques voulues.

Le bacille se retrouve très difficilement dans le sang ; toutefois, neuf fois sur quinze typhiques examinés, Neuhauss a trouvé le bacille d'Eberth dans le sang des taches rosées lenticulaires.

De plus, le bacille d'Eberth peut passer de la mère au fœtus, ce qui indique l'habitat passager dans le sang.

Il apparaît rarement dans les urines, et seulement dans l'urine albuminurique, c'est-à-dire que la lésion des reins serait nécessaire pour lui frayer une voie au dehors.

Sa présence dans les matières fécales, niée et admise tour à tour par les auteurs, semble démontrée aujourd'hui.

Nous possédons aujourd'hui une méthode précieuse permettant de confirmer le diagnostic de fièvre typhoïde ou de porter un diagnostic dans les cas douteux, nous voulons parler de la *Séro-Réaction*, méthode dont nous sommes redevables à M. Widal.

Qu'il nous soit permis de rappeler ici le plus brièvement possible en quoi consiste cette séro-réaction et le procédé le plus rapide pour l'obtenir.

Le sérum des typhoïdiques, comme celui des convalescents de la maladie, amoncelle les bacilles d'Eberth en suspension dans un bouillon, et agglomère les microbes en amas visibles au microscope.

Cette action agglutinante est si puissante qu'elle peut s'observer, en certains cas, après mélange du sérum au bouillon, dans la proportion de 1 pour 60 et même parfois dans des dilutions un peu plus faibles.

Le sérum des gens bien portants, n'ayant jamais eu la fièvre typhoïde ou celui des malades atteints des affections les plus diverses, aigues ou chroniques, fébriles ou non fébriles, n'a jamais jusqu'ici présenté dans aucun cas des propriétés agglutinatives vis-à-vis le bacille d'Eberth.

Sans parler des procédés différents donnés par M. Widal pour faire cette séro-réaction, nous ne citerons que le procédé instantané. « A une culture de bacille d'Eberth vieille de quelques jours, de 1 à 2 jours de préférence, on ajoute le sérum à examiner, toujours dans la proportion de 1 pour 10. Une goutte du mélange placée entre lame et lamelle, examinée immédiatement au microscope, montre déjà des amas des plus nets (Le sérum est obtenu par piqûre du doigt du malade, après antisepsie préalable, et l'on recueille ainsi quelques gouttes de sang dans un petit tube stérilisé ; on laisse reposer, le caillot se forme, le sérum surnage).

En général, à partir du 7e jour, c'est-à-dire à l'époque la plus habituelle de l'entrée du malade à l'hôpital, on peut compter sur le phénomène. Cette agglutination peut se produire plus tôt, du deuxième au septième jour ; quelquefois plus rarement, elle tarde plus et n'apparaît que vers le douzième jour.

Un résultat négatif obtenu avec le sérum d'un malade suspect fournit une probabilité contre le diagnostic de la fièvre typhoïde, mais ce n'est qu'une probabilité, surtout si la recherche a été faite dans les premiers jours de la maladie ; l'examen doit alors être répété les jours suivants. La probabilité est d'autant plus grande que l'examen est pratiqué à une époque plus avancée de la maladie.

L'agglutination obtenue avec le sérum d'un malade n'ayant jamais eu la dothiénentérie doit être considérée comme un signe de certitude de la fièvre typhoïde (1).

A l'autopsie des sujets morts de fièvre typhoïde, rien de plus simple que de prendre le bacille d'Eberth pour en faire des cultures ; on le rencontre, en effet, dans les plaques de Peyer, le foie, la rate, les méninges, les poumons, le muscle cardiaque.

(1) F. Widal. *Presse médicale*, 8 août 1896.

Inoculé aux animaux, ce microbe produit une septicémie, qu'on peut d'ailleurs atténuer, ainsi que l'ont prouvé les expériences de MM. Chantemesse et Widal.

Les milieux naturels de culture du bacille typhique sont assez nombreux : on le découvre dans l'air, le sol, les viandes des animaux malades, et surtout dans l'eau qui est, comme le dit M. Brouardel, le distributeur qui le porte 99 fois sur 100 (épidémie d'un quartier de Paris auquel on distribue de l'eau de Seine).

Pour ce qui est de la modification de la virulence du bacille, atténuation ou exaltation, elle existe certainement, mais les expériences entreprises sur ce sujet sont encore peu connues ; et cependant on ne peut expliquer les différentes formes de la dothiénentérie (formes atténuées, ou au contraire graves) qu'en acceptant cette modification de la virulence.

Quelles sont les modifications qu'a subies le bacille d'Eberth dans la forme sudorale ? Dans l'état actuel de la Science il est difficile de le dire. Elles doivent exister cependant. Ou bien faut-il admettre une influence de terrain ? Ou encore une association microbienne ? Associations fréquentes, bien connues aujourd'hui, et modifiant dans beaucoup de cas un grand nombre d'infections, qui ne présentent plus alors les caractères cliniques habituels. L'avenir sans doute nous éclairera sur ce point.

Cette forme spéciale se rencontrant fréquemment chez des individus qui ont travaillé dans les égouts, on peut se demander si le bacille d'Eberth vivant dans l'air ou dans l'eau des égouts, n'acquiert pas des propriétés spéciales. L'apparition de cette forme à Naples ayant coïncidé avec la réfection des égouts, on pourrait voir là une nouvelle preuve en faveur de cette hypothèse.

Les recherches entreprises à ce point de vue ne jettent qu'une faible lumière sur cette question ; tout ce qu'on sait, c'est que le bacille typhique existe dans l'eau des égouts, qui constituent pour ce microbe un milieu très favorable à son développement.

B. — La fièvre typhoïde normale.

La période d'incubation de la fièvre typhoïde est variable. La plupart des auteurs décrivent une période prodromique, précédant l'apparition de la fièvre, période caractérisée par un malaise général, de l'abattement, de l'anorexie, de la diarrhée. Ces prodromes se confondent ordinairement avec la période initiale ou d'ascension.

Dans les cas types, la fièvre typhoïde peut être divisée en 3 périodes : d'ascension, d'état, et de déclin, que l'on peut appeler avec M. le Professeur Jaccoud, stades des oscillations ascendantes, des oscillations stationnaires et des oscillations descendantes.

a, Période d'ascension. — Les malades éprouvent tout d'abord une grande fatigue accompagnée de céphalalgie, de vertiges, de bourdonnements d'oreilles, d'insomnie, et de rêvasseries.

La température s'élève par oscillations ascendantes pour atteindre son maximum 40°, le soir du quatrième ou cinquième jour.

Assez souvent, on observe des épistaxis, une diarrhée légère et de la bronchite.

b) Période d'état. — Caractérisée par des symptômes généraux, nerveux, gastro-intestinaux, et thoraciques.

La fièvre est continue, oscillant entre 39° et 40°. Vers le septième jour, on observe souvent une défervescence matinale très prononcée (Wunderlich).

La période d'état a une durée de 10 à 15 jours.

Le pouls est généralement accéléré et dicrote.

Vers le huitième jour apparaissent les taches rosées lenticulaires, qui disparaissent sous la pression du doigt, dont l'abondance est variable.

Les taches durent en moyenne 3 ou 4 jours, mais il peut s'en faire des poussées successives.

A la fin de la période d'état ou pendant le stade de défervescence, la peau de la partie antérieure du tronc se couvre souvent de sudamina.

Les symptômes nerveux du début, céphalalgie, prostration, rêvasseries, insomnie, s'accentuent à la période d'état ; les malades tombent dans l'état typhoïde, qui est plus ou moins marqué suivant la gravité des cas.

Les malades sont dans le décubitus dorsal ; les traits de la face sont immobiles, sans expression ; les narines sont pulvérulentes ; la bouche reste entrouverte ; les dents sont fuligineuses ; la langue est rouge, desséchée, surtout à sa pointe et à sa partie moyenne.

Un tremblement très marqué de la langue et des lèvres contribue avec la sécheresse de la muqueuse buccale, à rendre la parole difficile.

Pendant la nuit, les désordres nerveux augmentent : les malades délirent, se lèvent sans savoir ce qu'ils font ; l'anorexie est complète.

Les symptômes abdominaux sont, par ordre d'importance : la douleur à la pression, localisée dans la fosse iliaque droite,

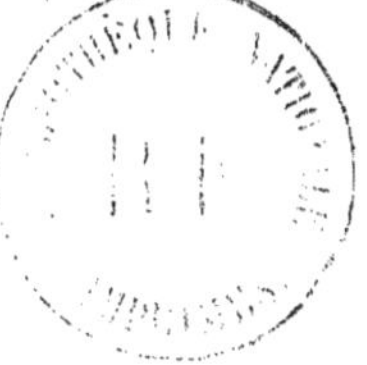

la diarrhée, le gargouillement provoqué par la pression, le météorisme abdominal et la tuméfaction de la rate.

Les urines sont peu abondantes, fortement colorées, très chargées en principes extractifs, légèrement albumineuses et chargées en indican.

Les phénomènés thoraciques consistent en une bronchite plus ou moins intense et en une tendance marquée à la congestion hypostatique des lobes inférieurs des poumons.

Il existe quelquefois de la laryngite ou de l'angine.

c) *Période de déclin.* — Du 15e au 20e jour, la défervescence commence à se faire. Sur le tracé thermométrique, la période de défervescence se traduit par des oscillations descendantes.

Les symptômes nerveux perdent de leur intensité, l'agitation et le délire diminuent, l'insomnie disparait, la prostration est moins complète et finit par disparaître. La langue devient humide, le ballonnement du ventre disparaît, la diarrhée diminue.

Les urines deviennent abondantes. Les râles ne s'entendent plus dans la poitrine. Enfin, la température s'abaisse graduellement et tend à se rapprocher de la normale.

Quand la température est devenue normale, la convalescence commence, longue le plus souvent, parce que le typhique est très amaigri, anémié.

Il y a parfois des rechutes et quelquefois des récidives.

Tels sont rapidement esquissés les différents symptômes de la fièvre typhoïde ordinaire. Nous avons tenu à donner ce tableau afin qu'on puisse se rendre un compte exact de la différence profonde qui existe entre ces symptômes et ceux de la fièvre typhoïde à forme sudorale dans les cas types, dont nous allons maintenant aborder la description.

Nous verrons, en effet, que ces deux variétés de fièvre typhoïde dans leurs formes respectives semblent éloignées l'une de l'autre par une barrière infranchissable. Mais à côté des cas types de la fièvre typhoïde sudorale dans lesquels les différences avec la forme ordinaire de la fièvre typhoïde sont radicales et totales, existent d'autres formes, formes de transition en quelque sorte, dans lesquelles les particularités distinctives sont moins accentuées, et à côté desquelles on retrouve quelques-uns des traits réguliers de la forme ordinaire. Ce sont ces formes qui servent de lien tout naturel entre les deux cas types que nous nous attacherons à décrire ensuite pour justifier l'axiome que nous avons cité au début de notre travail : *Natura non fecit saltus.*

CHAPITRE III.

La Fièvre typhoïde sudorale type.

FORMES MIXTES DE LA FIÈVRE TYPHOÏDE SUDORALE.

La forme type de la fièvre typhoïde sudorale, observée d'abord en Italie, peut l'être également en France (quoique moins fréquemment que les formes mixtes), ainsi que nous l'apprennent les intéressantes observations de M. le Pr Jaccoud, datant de 1884, l'observation ayant servi de base à la thèse de Decourteix, en 1889, et quelques autres observations.

Avant de décrire cette forme sudorale de la fièvre typhoïde, il nous semble utile d'insister quelque peu sur la dénomination qui lui a été appliquée. Cette appellation de *forme sudorale* de la fièvre typhoïde revient en propre à M. le Pr Jaccoud, et il est juste, il nous semble, d'insister sur ce point et pour ce faire, il nous suffira de citer les quelques lignes suivantes empruntées à la clinique du 24 janvier 1884, professée à la Charité :

« Mes premiers cas ayant été d'origine italienne, j'ai pensé tout d'abord à la désignation de *fièvre typhoïde napolitaine* ou *italienne* ; bientôt je fus éclairé sur la possibilité d'une origine parisienne et je dus renoncer à toute désignation basée sur la provenance.

« Borelli a dénommé cette forme, *forme intermittente de la fièvre typhoïde*. Cette qualification a l'inconvénient de viser un caractère passager qui n'est bien accentué qu'au début et à la fin, et de laisser complètement de côté la période d'état, avec ses rémissions souvent voisines de l'intermittence.

« Pour ces motifs, j'ai rejeté cette désignation à laquelle je préfèrerais en tout cas celle de forme *pseudo-intermittente*, qui offre l'avantage de rappeler un peu les allures de la période d'état et d'impliquer une opposition avec l'*intermittente légitime ou palustre*. — Néanmoins je n'ai pas cru devoir conserver cette appellation..., et je tenais à qualifier cette forme nouvelle par son caractère le plus spécial et le plus constant à la fois. — Ce caractère, sans contredit, est la diaphorèse paroxystique, qui se montre invariablement dans tous les cas, depuis le début jusqu'à la fin, souvent même jusque dans la convalescence ; de là la dénomination : *forme sudorale de la fièvre typhoïde* ».

Voyons donc maintenant la marche que suit la forme type, et pour cela nous ne saurions mieux faire que suivre pas à pas la description si complète qui en est faite par M. le Pr Jaccoud.

Dans les cas types, la maladie débute brusquement, sans prodromes, par une céphalalgie qui augmente incessamment de violence, céphalalgie totale, mais présentant deux foyers particulièrement pénibles, les régions orbitaires profondes et la nuque. A cette céphalalgie succède dans les 24 ou 48 heures, un accès de fièvre qui, dans certains cas, peut être le premier symptôme observé.

Cette fièvre débute par un frisson prolongé et présente de la façon la plus nette les 3 stades de la fièvre intermittente (ce qui, dans ces cas et par la suite, pourra entraîner à une faute grave de thérapeutique).

La température atteint 40° et même 41°. Dès ce premier accès, le troisième stade est caractérisé par des sueurs profuses, d'une abondance vraiment remarquable, qui inondent littéralement le malade et nécessitent non seulement le changement des linges de corps, mais encore des draps, et quelquefois de la literie tout entière.

La durée de ce premier accès dure de 6 à 12 heures. Ce phénomène des sueurs se reproduira à chaque paroxysme avec la même intensité, calqué sur le premier.

On pourrait croire que cet énorme mouvement sudoral va apporter un soulagement dans la douleur de tête : il n'en est rien ; elle s'accroît encore, s'il est possible, et va durer ainsi jusqu'au 10e ou 12e jour.

Il suffit de lire la description qu'en fait M. le Pr Jaccoud, pour être convaincu de l'intensité de cette douleur et du martyre qu'elle inflige au malade qui ne peut goûter aucun instant de repos.

A l'accès de fièvre initial succède une apyrexie qui ordinairement se maintient jusqu'au lendemain ; l'heure correspondante au premier accès en ramène alors un second, qui peut différer du précédent par la durée et le degré de la température, mais qui lui est semblable par l'intensité des sueurs du stade terminal.

Dès cette période, on observe un symptôme qui, bien connu, aide à faire un diagnostic précoce ; nous voulons parler du faciès du malade. Le visage est rouge et animé, les yeux sont brillants et humides, les conjonctives injectées, bref c'est de tout point le faciès du typhus exanthématique.

N'ayant pas à songer à cette dernière affection dans notre pays, c'est donc l'idée de rougeole qui se présente à l'esprit. Mais le degré thermique très élevé, et les sueurs profuses du premier accès fébrile feront éviter une erreur de diagnostic.

Cette première période caractérisée par la fièvre, l'insomnie, la céphalalgie, l'abondance des sueurs et le faciès rubéolique va durer de 4 à 8 jours ; c'est la période d'intermittence initiale de M. le Pr Jaccoud, à laquelle va succéder la seconde période ou période de rémittence.

La fièvre, à cette période, est continue, en ce sens qu'il n'y a pas un instant où la température soit normale ; cependant elle diffère radicalement de celle de la fièvre typhoïde ordinaire en ce qu'elle conserve des allures paroxystiques extrêmement accusées. Dans chaque période de 24 heures, on compte 3, 4 et même 5 accès durant quelques jours, et aucun des accès ne peut être méconnu, même si l'on néglige l'emploi du thermomètre, parce que le début et la terminaison sont révélés par des phénomènes absolument significatifs.

Souvent c'est un frisson assez fort pour produire le tremblement ; d'autres fois, une simple sensation de refroidissement général ; dans d'autres cas, la sensation de froid est tout à fait locale et a toujours le même siège chez le même individu. Ce symptôme révélateur du paroxysme peut varier de nature. M. le Pr Jaccoud rapporte un cas dans lequel ce symptôme consistait en une attaque de toux striduleuse absolument semblable à celle du faux croup.

La terminaison de l'accès est encore marquée ici par les sueurs profuses, ruisselantes, qui ne le cèdent en rien en intensité à celles de la première période. Le nombre des accès varie également de 2 à 5 en 24 heures.

Les heures des accès n'ont absolument rien de régulier ; chez le même malade, ils surviennent le matin, l'après-midi, le soir, la nuit, sans que l'observation de la veille ne puisse en rien indiquer l'heure probable des accès à venir.

La marche de la température n'est pas mieux réglée ; l'élévation résultant de l'accès varie entre quelques dixièmes et deux degrés, et, d'un autre côté, il n'y a pas toujours à la fin de l'accès un abaissement proportionnel à l'élévation initiale.

Il y a plusieurs maxima thermiques en 24 heures, et le moment du maximum le plus élevé ne répond pas toujours à la période vespérale durant laquelle on observe d'ordinaire le chiffre thermique le plus haut.

La période d'état a ordinairement une durée de 3 semaines, rarement moins, souvent plus, et il est à remarquer que la fièvre ne conserve pas pendant tout ce temps les mêmes allures ; elle reste bien continue rémittente, mais le nombre des paroxysmes quotidiens s'abaisse avec le temps, et si dans les deux premiers septenaires, le nombre des accès a été de 4 ou 5 par jour, il est de règle que le nombre tombe à 3, puis à 2 dans le courant du 3e septenaire.

Cette réduction des paroxysmes annonce la fin de la période d'état et le début de la troisième et dernière période.

Cette dernière période est nettement intermittente, à apyrexie matinale le plus souvent, quelquefois à apyrexie vespérale. Sa durée est ordinairement d'un septenaire, mais elle peut varier de 5 à 10 jours et au delà.

Le caractère sudoral du paroxysme persiste jusqu'à la fin, et souvent même alors que l'apyrexie est complète, que le malade entre en convalescence, on observe une fois en 24 heures des sueurs profuses, qui rappellent tout à fait par leur abondance, les sueurs terminales des paroxysmes fébriles.

Tel est le cycle fébrile de la forme sudorale de la fièvre typhoïde, bien différent de celui de la fièvre ordinaire.

L'exposé qui va suivre, des autres caractères symptomatiques, montrera que la différence ne réside pas dans la forme seule de la fièvre.

Quels que soient le degré et la durée de l'hyperthermie, on n'observe ni stupeur, ni délire, pas de somnolence, pas de vertiges, en un mot, point de symptômes cérébraux.

La constipation est la règle; le météorisme et le gargouillement de la fosse iliaque font défaut.

La langue reste nette et humide quelle que soit la durée de la fièvre.

La tuméfaction de la rate, constatée au début, ne persiste pas au delà du 12e jour.

Du côté de l'appareil broncho-pulmonaire, même absence de symptômes.

On ne trouve pas d'albumine dans l'urine.

En raison de l'abondance des sueurs, il est facile de prévoir que les sudamina seront constants.

Les taches rosées ne se montrent pas dans tous les cas, mais leur absence complète est l'exception ; elles se montrent du sixième au huitième jour, mais n'anticiperaient jamais sur cette date. Cette éruption, de plus, est fugace et peut se faire par poussées successives.

L'hémorragie intestinale est fréquente; elle apparaît du quinzième au vingtième jour. Ces hémorragies intestinales peuvent être suivies de l'explosion d'une péritonite, comme dans un cas cité par M. le Pr Jaccoud.

Péritonite suivie de guérison dans le cas cité.

Le péricardite constatée dans ce même cas, et coexistant avec une élévation de température, n'a pas persisté et a disparu sans laisser la moindre trace.

Les différents symptômes que nous avons étudiés jusqu'ici, nous montrent bien la différence énorme qui existe entre les deux formes types : la fièvre typhoïde sudorale, la fièvre typhoïde ordinaire.

Cette différence n'existe pas moins dans la durée de la maladie.

Cinq septenaires est une durée moyenne ; par contre, il il existe des cas bien caractérisés qui ont évolué en vingt et un jours. Mais cette durée peut être infiniment plus longue, du moins dans les contrées méridionales où cette fièvre se montre le plus fréquemment, Citons les cas de Borelli dans lesquels la durée a été de 60, 70, 90 jours, et les cas rapportés par M. le Pr Tomaselli (1).

Nous ne pouvons mieux faire ici, pour résumer les caractères de cette forme de la fièvre typhoïde que citer les paroles de M. Tomaselli. « Si je voulais fixer le caractère distinctif de cette fièvre, je dirais que celui qui domine tous les autres, c'est de n'en avoir aucun : Irrégularité dans l'invasion, dans l'évolution, dans la durée ; succession des phénomènes morbides sans caractères particuliers, dans la forme ou l'in-

(1) Épidémie de Catane, septembre 1878, avril 1879,

tensité ; prédominance constante du processus fébrile sur tous les autres symptômes ; tantôt avec une allure toujours constante, tantôt avec la plus grande irrégularité, et sans stades distincts ; durée indéterminée ; crise très rare, qui n'a jamais ni modalité, ni période définie ; discordance fréquente entre la température et le pouls.

Les altérations secondaires du sang, les perturbations graves du système nerveux, les hypostases, le décubitus avec ses conséquences, les processus métastatiques de toute sorte, tous ces accidents, communs dans l'iléo-typhus, ont manqué dans tous les cas, y compris ceux dont la durée a été prolongée jusqu'à 3 et 4 mois (1).

En présence d'une durée aussi longue, de phénomènes fébriles aussi accentués, on ne peut qu'être frappé de la bénignité du pronostic. « Je n'ai pas perdu un seul de mes malades », dit M. le Professeur Jaccoud. La conclusion de Borelli est la même, et si le professeur Tomaselli, dans sa relation de la fièvre de Catane, mentionne deux cas mortels, M. le Professeur Jaccoud ne veut pas voir dans ces deux cas une attaque de fièvre typhoïde sudorale ; car, dit-il, « ici nous ne voyons pas d'intermittence, pas d'accès, fièvre continue continente (*continua continens*) entre 40 et 42 degrés, et à partir du septième jour, prostration extrême des forces, délire, abaissement de la température, météorisme, diarrhée, collapsus, et coma final du dixième au douzième jour.

Le pronostic, dans les cas types, est donc essentiellement bénin, à moins que le praticien n'aggrave ce pronostic par lui-même.

(1) Tomaselli. *Le febbre continua epidemica* (febbre sudorale) *dominante in Catania, dal messe settembre* 1878, *à tutto Aprile* 1879.

Nous voulons dire qu'entraîné à faire une erreur de diagnostic par l'ignorance de cette forme toute spéciale de la fièvre typhoïde, et par l'origine de son malade, il pensera avoir à faire à une affection palustre et donnera la quinine. Les accès ne cédant point à cette médication, il se croira en présence de la forme la plus grave de l'impaludisme aigu, de la fièvre subcontinue ou rémittente palustre, se montrant sous forme de pernicieuse sudorale, et il ne fera que persister dans sa médication, et il ira jusqu'à déterminer les accidents de l'empoisonnement quinique, jusqu'au délire, et à l'imminence du coma.

*
* *

Nous ne reproduirons pas, après la description de la fièvre typhoïde sudorale type, les cas dont les observations ont été longuement publiées et étudiées par M. le Professeur Jaccoud ; mais nous allons relater le plus brièvement possible l'observation d'un cas ayant servi de base à la thèse de M. Decourteix, puis quelques cas s'éloignant progressivement de la forme type, pour en arriver à notre observation personnelle, qui est un cas mixte, cas anormal qui nous forcera alors à faire le diagnostic différentiel entre la fièvre typhoïde sudorale mixte, et les cas décrits sous le nom de fièvre méditerranéenne par M. David Bruce (1).

(1) David Bruce. *Sur une nouvelle forme de fièvre rencontrée sur les bords de la Méditerranée. Annales de l'Institut Pasteur*, avril 1893.

OBSERVATION I (*Résumé*).

DECOURTEIX (1889).

Marthe P. 36 ans, domestique, née à Pau (Basses-Pyrénées), entre le 4 mars 1889, à l'hôpital de la Charité, salle Briquet n° 25, service de M. le Pr Laboulbène, pour embarras gastrique.

Antécédents héréditaires nuls.

Antécédents personnels : maux de gorge fréquents, perte de cheveux, céphalalgie et migraines très souvent. Pleurésie droite (janvier 1889). La malade guérit de son embarras gastrique, puis est traitée par IK, 2 grammes par jour et frictions mercurielles, pour tumeur arrondie, douloureuse à la pression, siégeant à la face interne du tibia, qui fait penser à la syphilis et qui régresse et disparaît sous l'influence du traitement mixte.

Brusquement, le 7 avril, la malade est prise d'une céphalalgie violente et de fièvre. Elle transpire abondamment.

8 avril. — La malade a le faciès rouge ; elle souffre toujours de la tête. Langue chargée ; pas de vomissements ; constipation.

Le ventre est ballonné et douloureux. On pense à un embarras gastrique fébrile.

Du 9 au 11 avril, la céphalalgie persiste avec une rare intensité.

La malade répond très bien aux questions qu'on lui pose ; elle ne se plaint que d'une chose, de sa tête. Elle a dans le courant de la journée plusieurs accès de fièvre, précédés de frissons et suivis d'une abondante transpiration.

Le thermomètre placé dans l'aisselle à différents moments, donne tantôt 38°, tantôt 37°3. Par instants la malade est absolument apyrétique.

14 avril. — La température commence à s'élever : 37°6 le matin ; 38°4 le soir. Les accès typiques (frissons, fièvre, sueurs) se montrent plusieurs fois par jour. C'est alors seulement qu'on porte le diagnostic de fièvre typhoïde à forme sudorale.

15 avril. — La température prise le matin à 8 h. est de 40° ; à 10 h., elle n'est plus que de 38°. Le soir à 5 h., 42° ; à 6 h., 38°5. Dans le courant de la journée, le malade a eu à plusieurs reprises des transpirations abondantes.

A propos de la température, M. Decourteix dit que, ne se rendant pas bien compte de la marche de la maladie, la température qui aurait dû être prise 4 à 5 fois par jour, ne fut prise que matin et soir, ce qui explique l'irrégularité de la courbe de température.

Voici les températures relatées dans l'observation.

16	avril	matin	39°	soir	39°
17	—	id.	39°.1	id.	40°.2
18	—	id.	40°.3	id.	39°.5
19	—	id.	39°.8	id.	40°.4
20	—	id.	39°.3	id.	39°.3
21	—	id.	39°	id.	39°.3
22	—	id.	39°	id.	39°.4
23	—	id.	40°	id.	39°.1
24	—	id.	39°.2	id.	37°.4
25	—	id.	39°	id.	38°.9
26	—	id.	38°.1	id.	38°.

Du 15 au 26 avril, période d'état de l'affection, voici les symptômes observés. La céphalalgie persiste, mais moins accentuée qu'au début ; la malade a des étourdissements fréquents, surtout quand on la fait asseoir sur son lit.

La langue est blanche, elle est restée toujours humide. L'inappétence est complète. Il y a eu quelques vomissements. La constipation est absolue, il faut donner tous les jours un lavement. Le ventre est légèrement ballonné ; il est douloureux partout et principalement au niveau de la fosse iliaque droite et de la rate qui est manifestement hypertrophiée.

La malade urine très peu, on a été obligé de la sonder pendant quelques jours. A aucun moment il n'y a eu d'albumine.

Les accès caractéristiques se sont montrés plusieurs fois par jour, et voici ce qu'éprouvait la malade. Elle raconte qu'elle sentait d'abord une très vive douleur au sommet de la tête : il lui semblait qu'on lui arrachait les cheveux, puis apparaissaient de petits frissons qui lui parcouraient tout le corps ; elle avait dans les jointures de petits fourmillements ; la douleur cessait alors et la malade ne sentait plus rien. La fièvre apparaissait, le thermomètre montait plus ou moins haut, puis des sueurs se montraient avec une telle abondance que la malade en était littéralement inondée. La température commençait à baisser, et la malade se sentait soulagée.

Chaque accès durait en moyenne une heure.

A aucun moment on n'a noté de phénomènes pulmonaires. Quant aux éruptions, il ne nous a pas été donné d'observer de taches rosées lenticulaires. Pendant quelques jours, il nous a semblé voir sur l'abdomen deux ou trois petites taches, mais nous n'oserions affirmer qu'il s'agissait de taches rosées. Nous avons constaté, par contre, de nombreux sudamina sur tout l'abdomen.

Température du 27 avril au 3 mai.

27	avril	matin	38°.6	soir	38°.2
28	—	id.	38°.4	id.	36°
29	—	id.	38°	id.	38°
30	—	id.	38°.8	id.	38°.7
1	mai	id.	38°.2	id.	39°
2	—	id.	36°.4	id.	39°

Rien de spécial à noter pendant cette période.

Le 1er mai, M. Widal ponctionne la rate et fait des ensemencements sur des tubes de gélatine et de gélose (Ces ensemencements sont restés négatifs).

Les accès ont continué à se montrer avec les mêmes caractères. La malade a moins d'inappétence, elle demande même à manger un œuf. Elle est moins abattue que précédemment parce qu'elle ne souffre plus de la tête. Elle se plaint seulement de quelques douleurs dans les membres et il lui semble qu'elle tremble. Ces phénomènes doivent être attribués à l'état particulièrement nerveux de la malade.

Une série de températures prises du 3 au 17 mai, à différentes heures du jour et de la nuit, et généralement au moment des accès, montrent que ces accès ne se sont pas toujours produits à la même heure.

La malade a continué à avoir des accès de fièvre, mais les transpirations sont moins abondantes, l'état général meilleur. Il semble qu'on approche de la guérison. On a noté à plusieurs reprises un peu de diarrhée, mais on n'a jamais trouvé de sang dans les matières fécales.

A partir du 18 mai, la température n'a plus été prise. Cependant la malade a continué à avoir par instants de petits accès avec frissons et sueurs. Néanmoins elle paraissait bien. Elle restait toute la journée assise sur son lit. Nourriture : bouillon, lait, potages et œufs. Le 25 mai, la malade se lève. Elle quitte l'hôpital dans les premiers jours de juin, incomplètement remise.

*
* *

Nous trouvons bien dans cette observation, n'est-il pas vrai, les caractères principaux de la fièvre typhoïde sudorale. Du 6 au 14 avril, accès plusieurs fois répétés dans la journée (frissons, fièvre, sueurs) ; dans l'intervalle des accès, apyrexie complète. A partir du 14 avril, la température s'élève, la fièvre devient continue, les accès sont bien suivis d'un abaissement de la température, mais la normale n'est jamais atteinte.

La durée a été de sept semaines et même quand la malade est sortie, elle n'était pas complètement guérie

Observation II.

Ed. Juhel-Renoy (1).

Après le cas type cité, voici un autre cas qui s'en écarte quelque peu et dont la terminaison funeste est intéressante tant au point de vue du pronostic que du diagnostic, ainsi que nous le verrons plus loin.

Pierre F..., originaire de Canodio (Italie), se présente le 6 août 1885, avec les symptômes les plus nets d'un embarras gastrique. Il parle très incorrectement le français, n'habitant la France que depuis cinq ans, et encore a-t-il fait un séjour de trois mois en Italie l'an dernier. Depuis huit jours donc, il a mal de tête, se sent faible et éprouve des frissonnements chaque soir ; enfin, il a saigné un peu du nez il y a trois jours. Son appétit s'est perdu, sans que

(1) Ed. Juhel-Renoy, *Archives générales de Médecine*, mars 1886.

la soif devint plus vive pour cela ; il ne se plaint que d'une chose, c'est de ne pas dormir la nuit. Il n'a pas de diarrhée.

L'examen permet de relever les particularités suivantes : la langue est blanchâtre avec un liséré rouge sur les bords, le pouls à 110°, la température à 39° ; le ventre ne présente aucune douleur ; il est un peu rétracté.

Le 7 au matin, comme le malade n'a pas été à la garde-robe et que l'état reste le même, on lui donne deux verres d'eau de Sedlitz en même temps qu'on lui continue le bouillon et le lait. La température est de 38°2 ; il se plaint toujours d'une insomnie absolue, mais il n'existe aucune stupeur, et si le malade répond mal aux questions posées, c'est qu'il parle un français très incorrect. Les jours qui suivent, la température présente des oscillations nombreuses, mais, dès cette époque, on remarque qu'à chaque examen le malade est inondé de sueurs.

Ce n'est que le 11 que, frappé du phénomène, je l'étudie de plus près, et voici ce que le malade et la surveillante m'apprennent : trois fois par jour, environ, aux heures les plus variables, le patient est trouvé baigné de sueur ; cette transpiration est si abondante que non seulement il faut changer de linge le malade, mais que ses draps, voire même sa literie, doivent être renouvelés.

Le 11 au matin, le malade a le visage rouge et animé, les yeux vifs ; il n'existe aucune stupeur. Il se plaint d'une céphalée constante ; son corps ruisselle d'une sueur d'odeur aigrelette il a de la constipation. La recherche des taches rosées est absolument infructueuse ; la température est de 39°2 ; le soir, elle fut de 40°.

Quoique soupçonnant une forme sudorale, je fis administrer 75 centigrammes de sulfate de quinine ; cette médication, continuée quatre jours, fut sans effet.

Deux jours après, l'état restait toujours le même ; il y avait environ quatre crises sudorales par vingt-quatre heures ; les sueurs étaient en telle abondance que le malade perlait presque continuellement et, quoiqu'il fût au quinzième ou au seizième jour de sa maladie, aucun soupçon d'adynamie ne se manifestait, aucune tache rosée n'apparaissait ; seule, une éruption de miliaire sudorale confluente se montrait disséminée aux aisselles, sur le tronc, le dos, etc.

Du 11 août au 1er septembre, la situation resta identique et ce serait faire d'inutiles répétitions que de mentionner au jour le jour l'état du malade qui peut être résumé comme suit.

Crises sudorales, survenant à des heures indéterminées et ne donnant aucun soulagement au malade ; absence complète d'adynamie; langue rose, humide; absence de soif; anorexie; constipation opiniâtre nécessitant tous les deux jours un verre d'eau de Sedlitz ; absence complète de roséole typhique, quoique cette dernière ait été recherchée quotidiennement ; persistance de la céphalée et de l'insomnie; amaigrissement notable.

Le 1er septembre, l'état général restait donc le même, la peau toujours couverte de sueurs; la constipation persistait ainsi que la céphalalgie et l'insomnie ; la température était à 40° et, malgré cela, il n'y avait aucune stupeur, aucun délire, quoique la fièvre durât depuis près d'un mois.

Le 4, on nota un peu d'albumine dans les urines.

Le 6, quoique la peau fût toujours moite, le malade nous dit que ses transpirations étaient moins abondantes ; en même temps, sa langue qui, jusqu'à cette époque, était restée humide, devient un peu sèche ; lui, qui n'avait pas soif, sollicite un supplément de lait et, pour la première fois, il eut une selle diarrhéique.

Le 8, cette diarrhée s'établissait franchement, le pouls s'accélérait, la respiration semblait gênée, quoique l'auscultation ne révélât aucun bruit anormal. Le 9, la diarrhée avait pris fin, et grand fut notre étonnement en constatant, ce jour même, une éruption de taches rosées bien nettes ; aussi, en présence de ces phénomènes, n'hésitai-je pas à voir une rechute de fièvre typhoïde ; mais alors le tableau changea.

Tandis que, pendant 35 jours environ, le malade avait pu faire les frais d'une fièvre continue sans approcher jamais, je ne dirai pas de l'adynamie, mais même de la stupeur, nous remarquâmes, dès ce jour, une tendance très notable à la somnolence et je fis part aux élèves du service de la conviction où j'étais que maintenant nous allions nous trouver en présence d'une fièvre typhoïde d'allure commune, mais grave, vu la maladie antérieure du sujet, son âge, etc.

Aussi, voulant lutter contre cette adynamie qui paraissait et constatant qu'au lieu de cette peau humide, mouillée, le malade avait la peau sèche, écailleuse, je lui fis administrer un bain de 30° de dix minutes, une potion de Todd, etc.

Le 9, l'adynamie était plus marquée; la diarrhée continuait, le délire s'était montré durant la nuit, il y avait eu de l'incontinence d'urine, le pouls s'accélérait (120) en même temps qu'il faiblissait.

Le 10, il était à 124; la langue se séchait; le malade ne répondait plus à nos questions; bref il présentait au grand complet le tableau de la fièvre typhoïde à forme adynamique.

Malgré les bains froids, l'alcool à haute dose, le 11, la situation devenait encore plus grave; les taches rosées avaient disparu, le ventre se ballonnait, la respiration se faisait rapide et difficile et, le 14 au matin, le malade succombait dans la plus grande prostration aux progrès de la maladie, au quarante-cinquième jour du début.

L'auteur fait immédiatement ressortir la terminaison funeste de ce cas, terminaison fatale qui, dit-il, a été mise en doute par des auteurs compétents, en tête desquels il faut citer M. le Pr Jaccoud. Faisons tout d'abord observer qu'il ne s'agit point ici, l'auteur le dit lui-même, d'une forme type, mais d'un cas mixte; la terminaison fatale a donc moins lieu de nous étonner, et bien plus, cette terminaison funeste a succédé à une rechute ayant présenté les caractères de la fièvre typhoïde ordinaire. L'auteur fait ensuite remarquer que si le sujet était Italien, il n'avait pas été en Italie depuis un temps assez long, et qu'il n'avait jamais ressenti la plus petite atteinte de malaria.

L'incubation parait avoir été de huit jours, et, dit M. Jubel-Renoy, c'est bien là un exemple des formes décrites sous le nom de cas mixtes par M. Jaccoud, par opposition aux cas types dont il a donné une si magistrale description. L'intermittence initiale a fait défaut; dès le début la fièvre a été rémittente.

Le malade, assez peu intelligent, n'a pu dire si les crises

sudorales étaient précédées de ces sensations de refroidissement local ou de tremblement précurseur de l'accès. Quant aux crises sudorales elles-mêmes, la sueur se montrait profuse au-delà de toute expression; ces crises étaient absolument irrégulières, leur nombre de trois à quatre par vingt-quatre heures ; de plus, elles se montraient aussi tenaces, aussi profuses, le douzième jour que le vingtième, que le vingt-cinquième.

La durée de la période d'état n'a pas été moindre de trente-cinq jours, durée moyenne d'ailleurs dans cette forme ; à aucun moment il n'y eut de stupeur ; la constipation fut la règle ; les centres nerveux, l'appareil respiratoire, le tube digestif n'ont pas été atteints ; voilà bien les principaux caractères décrits par M. Jaccoud : il est vrai qu'il n'a pas été observé de taches rosées lenticulaires, ce qui serait la règle ; les hémorrhagies intestinales ont fait défaut, et c'est là un phénomène fréquent, puisque M. Jaccoud ne l'a pas observé moins de six fois sur les dix cas cités.

Il n'y a pas lieu de nous étonner, puisque nous avons affaire ici à une forme mixte.

L'auteur fait suivre sa relation de considérations sur la rechute subintrante qui s'est produite, et cela sous forme de fièvre typhoïde ordinaire ; il y a là un fait intéressant sur lequel nous pourrons revenir.

Nous ne pouvons passer sous silence le court extrait, détaché du bulletin d'autopsie et cité par l'auteur. Nous trouvons, en effet, la preuve anatomique de la nature typhique de la première atteinte subie par le malade. « La portion inférieure de l'iléon est parsemée de huit plaques de Peyer présentant des altérations caractéristiques de la fièvre typhoïde, mais à des périodes très différentes. Au voisinage de l'appendice iléo-cæcal on remarque une énorme plaque constituée par un certain nombre de plaques confluentes, limitée par des bords bleuâtres, pigmentés ; *elle est en pleine réparation*. Autour de cette vaste plaque, on observe de petites ulcérations arrondies, sillonnées par de nombreux capillaires ; elles sont taillées et évidées, colorées en jaune par des matières fécales, et lorsqu'on les lave, on constate avec la dernière évidence qu'elles appartiennent à des follicules atteints récemment, ainsi qu'en témoignent une vingtaine d'ulcérations cæcales qui avoisinent la grande plaque ardoisée en voie de réparation.

A côté de cette forme mixte, nous relatons trois observations de M. Boucher, qui s'éloignent également par différents caractères, de la forme type ; après quoi viendra notre observation personnelle, forme anormale, reliant plus étroitement la forme typhoïde ordinaire à la forme sudorale.

Les observations relatées par M. Boucher, offrent ceci d'intéressant, c'est que ce ne sont plus des formes d'origine parisienne, ce qui vient nous confirmer dans l'utilité, pour le praticien, de connaître cette forme de la fièvre typhoïde, puisqu'en quelque lieu qu'il se trouve, il sera susceptible de la rencontrer.

Observation III.

(M. Boucher) (1).

Mme Gr..., 44 ans, femme vigoureuse, est prise, le 25 février, après avoir lavé et étendu du linge, de frissons légers, qui vont en s'accentuant les jours suivants. Perd l'appétit et les forces ; obligée de prendre le lit le 9 mars.

On constate de l'abattement ; pas de douleurs de tête, pas d'in-

(1) *Bulletin de la Société de Médecine de Rouen.*

somnie; l'examen des poumons ne revèle rien de spécial. Langue blanchâtre ; ventre non douloureux à la pression; constipation ; soif assez vive. Primant tous les autres signes, sueurs abondantes, profuses, nécessitant le changement de linge plusieurs fois par jour.

Douleurs vagues (14 mars) au coude, et au genou gauches; pas de tuméfaction ; toux sèche, fréquente ; rien dans la poitrine.

Le salicylate de soude est donné à la dose de 4 gr.; il n'y avait d'ailleurs pas trace d'albumine dans les urines. Les sueurs ne se modifient point ; la température matinale est toujours entre 39° et 39° 2.

Le 18 mars, on cesse le salicylate à cause des vomissements qu'il détermine. De petits frottements râles apparaissent à la base gauche.

On prescrit 60 centigrammes de sulfate de quinine, qui doivent être suspendus le 20 mars, en raison des vomissements.

Quelques petites taches rosées sont constatées au niveau du cæcum.

Du 21 au 26, température matinale de 38° 4 à 39°; les frottements râles de la base ont disparu ; le 21 et le 23, deux purgatifs ; les 22, 24, 25. 26 mars, on donne des lavements.

Le 27, la malade n'ayant pas pris de purgatif depuis 4 jours, ressentit à neuf heures et demie du soir une douleur abdominale violente dans la fosse iliaque gauche, avec frissons repétés, claquement de dents, sentiment de refroidissement, faciès péritonitique, météorisme peu considérable, fièvre à 40°. L'auteur voit dans cet incident les symptômes d'une perforation. qui fut d'ailleurs suivie de l'apparition de melœna persistant pendant plusieurs jours.

Ceci n'est pas pour nous étonner : ce fait a été signalé par M. le Professeur Jaccoud. L'état général reste stationnaire jusqu'au 4 avril, époque à laquelle les selles reprennent leur coloration normale, et où la convalescence s'affirme.

La durée a été de 38 jours.

Le fait dominant, dit l'auteur, a été l'existence de sueurs profuses, sans les phénomènes nerveux habituels, vertige, céphalalgie, délire. Les signes abdominaux, à part l'incident relaté, ont fait défaut ; la diarrhée n'a pas existé ; la langue n'a été sèche qu'à la fin de la maladie.

Observation IV.

Fille cadette de la malade précédente, qui couchait auprès de sa mère pendant la maladie de cette dernière.

Fille âgée de 17 ans, bien portante jusqu'alors, prise, le 13 avril, de frissons répétés; la nuit est mauvaise.

Le 15, température 39°; soif intense, sueurs extrêmement abondantes; le 16, deux lotions par jour; un purgatif léger donne lieu à quatre ou cinq selles extrêmement fétides. La constipation persistera jusqu'à la fin de la maladie ; des lavements seront nécessaires presque tous les jours. Aucun phénomène abdominal.

Un léger souffle est constaté à la pointe du cœur.

Le 19, survint une épistaxis abondante. La température oscille entre 37° 8 et 38° 8 le matin, et 40° le soir. Les sueurs sont toujours abondantes.

Le 22 avril, température du matin : 39°5. Éruption de taches rosées; rate douloureuse à la pression; pas de météorisme ; langue humide, jaunâtre. Température du soir : 40°

Le 24, on constate quelques râles dans les deux côtés de la poitrine. La température oscille toujours entre 38° 4 le matin, et 39° 9 le soir.

Le 28, les sueurs ont un peu diminué, la malade sommeille mieux la nuit. Les lavements sont toujours nécessaires pour assurer les selles.

Le 30, la température tend à se rapprocher de la normale; l'appétit réapparaît. Le 4 mai, la température est de 36°6 le matin, 36° 8 le soir.

La durée a donc été de dix-huit jours.

L'auteur pense pouvoir imputer ces deux fièvres typhoïdes à l'usage de l'eau d'une citerne, recevant des infiltrations provenant d'un fumier, situé non loin, sur lequel on deversait les tinettes provenant des habitations.

Observation V (1).

Mme M..., 61 ans, a joui jusqu'alors d'une santé excellente. Au commencement du mois de mai, elle est prise d'accès de fièvre irréguliers, survenant surtout le soir et s'accompagnant de sueurs abondantes. Le 18, appelé auprès d'elle je constatai l'état suivant : La température est élevée, 39° ; la peau est moite. Rien de spécial à l'auscultation aux appareils respiratoire et circulatoire. L'abdomen est douloureux à la pression ; le météorisme n'existe pas ; il y a constipation ; la langue est blanc jaunâtre, un peu sèche. Sauf une céphalalgie intense, l'état du système nerveux n'offre quoi que ce soit de particulier ; il y a un peu d'insomnie. Au début la malade a eu une épistaxis.

Cet état se prolonge quinze jours, et comme je n'avais guère été appelé qu'une dizaine de jours après le commencement de la maladie, il fallut à celle-ci vingt-cinq jours au moins pour que la température revint à 37°. Pendant tout cet intervalle de temps, le symptôme le plus saillant fut la profusion des sueurs qui forçaient la malade à changer de linge, et trempaient même la couverture, et en deuxième lieu, l'irrégularité de la température.

Observation VI (Personnelle).

(Service de M. le Professeur Jaccoud).

Le nommé Pierre P..., âgé de 26 ans, de constitution plutôt robuste, profession de palefrenier, demeurant rue de la Clef, entre à l'hôpital de la Pitié, salle Jenner, service de M. le Professeur Jaccoud, où il occupe le lit n° 43.

Nous ne trouvons rien à relever dans ses antécédents héréditaires non plus que dans ses antécédents personnels, tant au point de vue des maladies infectieuses que des maladies inflammatoires.

Interrogé le mercredi soir, 18 janvier, jour de son entrée, le malade est très affirmatif sur le début de sa maladie.

Il est souffrant depuis le dimanche 15 janvier : impossible d'avoir des doutes sur l'absence de tout prodrome. Le samedi cet homme était aussi bien portant que possible ; il en est de même du diman-

(1) Boucher. *Sur un cas de forme sudorale incomplète de la fièvre typhoïde, Bulletin de la Société de Médecine de Rouen*, p. 80-81.

che matin; il vaque à ses occupations habituelles, sans aucune trace de fatigue.

Le dimanche, dans le courant de l'après-midi, il est pris de frissons répétés, persistants ; quelques instants plus tard, le malade ressent de la céphalée, de la courbature générale, qui ne vont qu'en s'accentuant jusqu'au soir. La nuit est mauvaise, peut-être y eut-il déjà cette nuit un peu de fièvre.

Le lendemain, il se trouve plus mal à son aise; il accuse du mal de gorge ; la diarrhée fait son apparition.

Le 17 janvier, à tous ces phénomènes qui persistent, s'ajoutent de la toux et de la gêne respiratoire. Jugeant que son état s'aggrave, cet homme entre à l'hôpital le 18 janvier.

Le soir de son entrée, c'est-à-dire le quatrième soir de sa maladie, on constate une température de 39°8. Le malade est prostré; son faciès indique un état grave.

La diarrhée continue, la toux et la dyspnée persistent; cette toux et cette dyspnée sont justifiées par une bronchite diffuse, assez accentuée pour gêner en avant l'examen du cœur.

La rate est très nettement perceptible à la percussion.

Aux avant-bras, et à la partie supérieure du tronc, on remarque une rougeur vive, disposée en larges plaques uniformes ; il en est de même sur les faces latérales du cou.

En appliquant la main sur les téguments et tout particulièrement dans le dos, on est frappé par le fait suivant. A une pâleur très fugace succède une rougeur vive persistante, qui indique un éréthisme cutané tout à fait exceptionnel. Là où il n'y a pas de plaques rouges qui pâlissent sous le doigt, il y a une teinte rosée générale. La coloration de la peau n'est nulle part normale.

Dans le dos, sur le thorax, et particulièrement sur l'abdomen, on trouve des papules ; un certain nombre sont saillantes, d'autres acuminées; tout cela s'efface sous la pression du doigt.

L'examen de l'urine fait au cinquième jour, manifeste la présence d'albumine; un dosage donne 0 gr. 15 centigrammes par litre, avec une quantité totale d'urine de 1200 grammes. L'examen ne décèle aucune trace d'indican.

La langue, un peu sèche sur les bords, est humide et de couleur normale dans le reste de son étendue.

L'examen de la gorge ne présente qu'un peu d'érythème.

En présence de tous ces symptômes, à quelle affection devons-nous penser, et quel diagnostic faut-il porter ?

On doit penser à la scarlatine, mais il y a une si grande étendue de téguments qui au quatrième ou cinquième jour sont indemnes, le mal de gorge a été si peu violent, la gorge présente à peine un léger érythème, on ne trouve pas de ganglions dans le cou, tout cela est un motif sérieux d'hésitation. Au cinquième jour, la température baisse au lieu de monter.

La scarlatine éliminée, nous ne pouvons penser qu'à une fièvre typhoïde, ou à une grippe à forme grave, ces deux affections se présentant sous une forme anormale. Le diagnostic reste alors en suspens entre ces deux affections.

Le sixième jour, un diagnostic ferme est porté par M. le Professeur Jaccoud, qui, dans une clinique faite sur ce sujet, le 28 janvier 1899, s'exprime de la façon suivante, pour justifier ce diagnostic. « Ce jour-là, le sixième jour, j'ai fait le diagnostic de fièvre typhoïde anormale, pour une raison sans laquelle je ne me serais pas permis de le faire ; je serais resté dans le doute, jusqu'à plus ample informé. Pendant que j'examinais le malade, y compris ce singulier fait de l'éréthisme des téguments, je vois, sous mes yeux, son front, sa face, la partie supérieure du tronc et les membres se couvrir de sueurs perlées ; sur le front, il aurait été facile de compter les gouttes de sueur ; alors une certaine partie des difficultés du diagnostic disparaît, et je dis : oui, c'est la fièvre typhoïde, mais une fièvre typhoïde à forme sudorale.

« Une seule chose m'ennuyait : c'est que habituellement dans la fièvre typhoïde de forme sudorale, le mouvement sudoral se manifeste dès le premier jour, et ici les sueurs se présentaient au sixième jour. Je trouvai dans la chute de la température de ce jour-là, une confirmation du diagnostic : le matin du sixième jour, 37°8. C'est la rémission du septième jour indiquée par Wunderlich, ce phénomène se montrant du cinquième au huitième jour ».

C'était donc la confirmation du diagnostic de forme sudorale de la fièvre typhoïde.

M. le Professeur Jaccoud ajoute que sans cette rémission, on n'aurait pas été en droit de conclure à la fièvre typhoïde sudorale. Tous les phénomènes signalés jusqu'ici peuvent se trouver également dans la grippe.

Le diagnostic de fièvre typhoïde ne présentant plus aucun doute, il nous reste à voir l'évolution ultérieure de la maladie.

Notre malade était dans un état nerveux assez grave et assez inquiétant. Du sixième au huitième jour, il y eut du délire. A cette période, indépendamment de l'éruption, le malade avait à la région lombaire et fessière, de grandes plaques d'un rouge livide, d'un rouge pétéchial livide, qui faisaient craindre une escharre prochaine.

On panse alors avec la poudre de quinquina.

Les sueurs continuent à se manifester, et il est nécessaire de changer le malade plusieurs fois par jour. Malheureusement, la température n'est prise que deux fois par jour, et nous ne pouvons nous rendre compte de l'effet de ces accès sudoraux sur la courbe thermique.

Au neuvième jour, un examen et dosage de l'urine nous donne les résultats suivants :

Quantité	1000 c c.
Réaction	Acide
Densité	1022
Albumine	0 gr. 20 centigr.
Urée	20 gr.
Acide urique (normal)	0 gr. 50 centigr.
Chlorures	4 gr.
Acide phosphorique	1 gr. 50 centigr.
Sulfates	3 gr. 25 centigr.
Indican	Fortes proportions.

L'éruption s'accuse de plus en plus, ainsi que l'érythème cutané ; l'éruption papuleuse se développe ; elle se manifeste sur la partie inférieure du ventre.

Sur les cuisses, on remarque un aspect marbré des téguments, présentant la disposition suivante. Lignes d'une certaine largeur, d'une rougeur assez vive, mais non livides, entrecroisées les unes avec les autres et dessinant des mailles assez larges, dont l'intérieur est de la couleur normale de la peau.

Au neuvième jour, le 23 janvier, un incident se produit : les phénomènes cérébraux sont très accentués, on remarque du sang dans les selles. Les selles sont recouvertes d'une certaine quantité de sang liquide; on remarque quelques caillots. Le lendemain, cette hémorrhagie se repète, mais il n'y a plus de caillots ; ces hémorrhagies se répètent plusieurs fois les jours suivants.

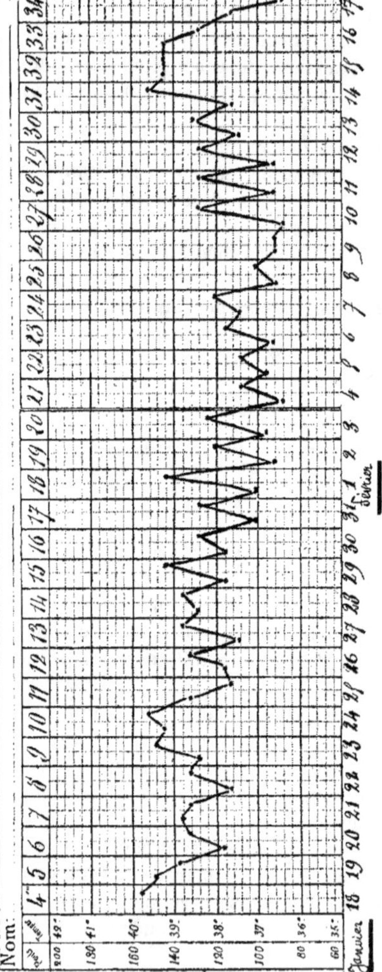

Fig. 1. — Tracé de la température d'un cas personnel de fièvre typhoïde sudorale.

L'état du malade continue à s'aggraver ; les allures de la fièvre restent irrégulières.

Le treizième jour, le malade est pris d'impulsions locomotrices ; il divague et tient absolument, se croyant guéri, à retourner chez lui.

Le quatorzième jour au matin, un accès sudoral plus fort que les précédents se manifeste ; l'état du malade est jugé grave.

Cet état s'améliore dans la nuit, et, le quinzième jour, l'état général est bien meilleur.

Au dix-septième jour, c'est-à-dire le 31 janvier, l'éruption constatée jusqu'ici sur l'abdomen a presque disparu ; elle n'a pas augmenté aux membres inférieurs. En revanche, dans le dos, jusqu'en haut de la région cervicale, il y a une éruption confluente, mélange de papules et de sudamina.

Le catarrhe bronchique persiste, ainsi que la diarrhée; les hémorrhagies intestinales ont disparu.

Le cœur, à cette date, est bon, son énergie satisfaisante : ce qui est d'un bon pronostic.

Les sueurs continuent; le 30 janvier, on change le malade deux fois; le 31 janvier, à la visite de M. le Professeur Jaccoud, la sueur perle abondamment. L'état du malade est moins grave.

Dès les premiers jours de la maladie, M. le Dr Achalme, Chef de clinique, avait pensé à faire la séro-réaction, mais, obligé de ranimer la vitalité des bailles d'Eberth qu'il avait en culture cette séro-réaction ne put être faite par MM. Achalme et Théoari, que le 3 février. Cette séro-réaction faite en même temps pour deux autres fièvres typhoïdes (fièvres typhoïdes ordinaires) du service, est absolument caractéristique.

Le pouvoir agglutinant du sérum de notre malade est très accentué, plus accentué même que celui des autres malades atteints de fièvre typhoïde normale.

Le 4 février, le malade se sent mieux; l'état d'hébétude dans lequel il avait été plongé jusqu'ici, semble disparaître.

Les sueurs diminuent et, quoique se présentant encore par légers accès, elles ne nécessitent plus le changement du linge du malade.

Ce mieux va en s'accentuant; l'éruption diminue d'intensité, elle tend à disparaître.

La langue qui à un certain moment, s'était légèrement desséchée, reprend son humidité normale; le faciès est bon; le malade répond avec intelligence aux questions qui lui sont posées.

L'amaigrissement va s'accentuant et, à part un état de faiblesse assez prononcé, le malade se sent bien. A ce moment on put croire qu'il était réellement hors de tout danger.

Cet état dura jusqu'au 10 février, c'est-à-dire, jusqu'au vingt-septième jour de la maladie. Dans l'après-midi de cette journée, le malade accuse une douleur au niveau de la parotide droite. On remarque alors une rougeur localisée au niveau de la glande.

Cette rougeur s'accentue avec rapidité; le lendemain, on constate de la fluctuation.

L'observation de cet incident est due à l'obligeance de M. Bauër externe du service.

La suppuration s'effectue rapidement. Le 13 février, un trajet fistuleux s'ouvre dans le conduit auditif externe. A ce moment, des troubles cérébraux se déclarent ; le malade délire, ou est plongé dans la stupeur.

Le 14 février, la température atteint 39°6, et l'on perçoit alors au niveau de l'épine de l'omaplate gauche, un souffle tubaire et un foyer de râles sous-crépitants.

Le lendemain, on pratique une contre-ouverture à l'abcès parotidien, d'où il s'écoule une assez grande quantité de pus, bien lié, de bonne nature.

On constate ce même jour des râles fins en assez grande abondance, à la base droite. Le foyer pneumonique du sommet gauche gagne en étendue.

Le malade dans un état de prostration complète, meurt dans le coma, le samedi matin, 18 février. La température du vendredi soir était de 36°6 (*Fig.* 1).

C'est donc dans un laps de temps de huit jours que notre malade, d'un état très satisfaisant, était arrivé à la période d'infection généralisée et mourait dans le collapsus.

La relation des lésions macroscopiques constatées à l'autopsie, et l'examen microscopique des pièces, viendraient prouver, s'il en était encore besoin, la nature typhique de l'affection à laquelle succomba notre malade.

L'autopsie fut faite en présence de MM. Achalme et Théoari, le dimanche 19 février 1899, c'est-à-dire vingt-huit heures après la mort.

La parotide droite est suppurée dans sa totalité.

On remarque en certains points une dégénérescence cireuse des muscles grands droits de l'abdomen.

Adhérences pleurales légères à la partie antérieure du thorax.

Poumon droit légèrement congestionné en son ensemble, d'une consistance plus ferme au niveau de son lobe inférieur.

Poumon gauche adhérant par sa base fortement à la plèvre ; on éprouve une grande résistance pour extraire ce poumon. Le lobe supérieur est augmenté de consistance, de coloration rouge : un morceau prélevé tombe au fond de l'eau (hépatisation rouge).

La cœur est flasque, mou, couleur feuille morte, de volume normal. Les orifices ne présentent rien d'anormal.

Le foie est gros (2.800 grammes), atteint de dégénérescence graisseuse. Il offre en certains endroits un aspect bigarré, dû à la présence de placards violacés (foie infectieux).

Les reins (220 grammes), présentent un aspect blanchâtre dû à une légère décoloration de la substance corticale.

La rate est grosse, diffluente : elle présente un infarctus au niveau de son bord antérieur. Cet infarctus est suppuré à sa partie centrale, et forme uu petit abcès collecté, recouvert par le péritoine enflammé à ce niveau.

Cavité abdominale.— Présence d'anses congestionnées, au niveau de la portion terminale de l'intestin grêle. Présence manifeste de ganglions mésentériques hypertrophiés.

En ouvrant l'intestin grêle au niveau des deux derniers mètres, plaques de Peyer tuméfiées ; à mesure qu'on se rapproche du cæcum, on trouve de très nombreuses plaques ulcérées ; les unes sont en voie de cicatrisation; le fond d'un grand nombre d'autres n'est formé que par le péritoine.

Sur le gros intestin, on trouve de nombreux follicules clos tuméfiés, en voie d'ulcération.

Le cerveau extrait par M. Théoari, présente un léger œdème de la pie-mère et une légère augmentation du liquide céphalo-rachidien.

Examen microscopiqúe de l'infarctus de la rate. — Cet examen est dû à l'obligeance de M. le Dr Achalme.

L'examen de l'infarctus de la rate a donné deux ordres de résultats.

1° Le pus de l'abcès a été mis en culture sur agar et bouillon, et a donné des cultures pures de bacille d'Eberth.

2° L'examen microscopique a porté sur le pus de l'abcès et sur le parenchyme splénique.

L'examen microscopique du pus a montré la présence abondante de bacilles typhiques et de leucocytes déjà assez dégénérés pour que l'on puisse considérer le processus comme déjà ancien et remontant à une quinzaine de jours.

L'examen microscopique du parenchyme splénique a montré les

lésions habituelles de la rate typhique : nombreuses colonies bacillaires, foyers de désintégration, cellules de Rindfleisch, etc.

Si nous pouvons classer le cas de M. Juhel-Renoy, l'auteur le dit lui-même, dans les cas mixtes, nous voyons combien plus notre cas s'écarte de la forme type, et quelle irrégularité il présente dans son évolution.

Les différents symptômes appartiennent tantôt à la forme sudorale, tantôt à la forme ordinaire, et nous pensons que ce cas rattache bien d'une façon pour ainsi dire insensible, ces deux formes l'une à l'autre.

Le début brusque avec frissons, céphalée violente, est bien de la fièvre sudorale, mais nous ne trouvons pas la période d'intermittence initiale ; la fièvre est d'emblée rémittente ; les accès sudoraux font défaut au début et ce n'est que le 6me jour qu'ils feront leur apparition.

Le faciès rubéolique n'est pas très accentué, mais l'aspect des téguments est tout à fait étranger à la fièvre typhoïde ordinaire; les accès sudoraux viennent encore trancher la différence. L'état subjectif du malade se rapproche davantage de celui observé dans la dothiénenterie ordinaire.

La température prise seulement deux fois par jour, ne nous permet pas de dire que la fièvre avait ici des allures paroxystiques ; tout ce que nous pouvons dire, c'est que les symptômes indicateurs du début des accès ont fait défaut. Notre malade ne s'est jamais plaint de sensation de refroidissement local ou général au début des accès sudoraux.

Ces accès sudoraux eux-mêmes n'ont jamais présenté l'intensité décrite par M. le Professeur Jaccoud dans les cas types, mais leur fréquence se rapproche de ce qui a été donné comme chiffre le plus ordinaire, c'est-à-dire de deux à trois par vingt-quatre heures ; leur irrégularité n'a pas fait défaut.

De même, nous n'avons jamais observé que ces accès sudoraux aient apporté quelque soulagement à l'état du patient.

La durée a été ici au moins de 27 jours ; les accès sudoraux ont diminué de fréquence dans les derniers jours.

L'incident survenu chez notre malade ne permet pas d'établir un parallèle pour la troisième période, ou période de convalescence.

Si maintenant nous passons aux différents groupes symptomatiques de notre typhus abdominal, qui font complètement défaut dans la forme type de la fièvre sudorale, nous verrons encore ici les différences s'accentuer et les liens rattachant ces deux formes se resserrer encore.

La stupeur, le délire, la somnolence n'ont pas manqué chez notre malade. La diarrhée a fait son apparition dès le début; il est vrai que la langue est restée nette et humide pendant la plus grande durée de l'affection, et qu'elle ne s'est desséchée que pendant un temps très court.

Les déterminations broncho-pulmonaires ont été assez intenses dès le début ; l'albumine dans l'urine a été également précoce et persistante.

Les sudamina, les taches rosées lenticulaires, qui sont un point de contact entre la fièvre sudorale et la fièvre typhoïde normale, n'ont pas manqué, non plus que les hémorragies intestinales. Il est vrai que ces dernières ont été plus précoces qu'elles ne le sont jamais dans aucune de ces deux formes, ce que nous pouvons expliquer par la rapidité avec laquelle ont évolué, dans le cas présent, les lésions des plaques de Peyer, évolution rapide dont nous ignorons la cause, mais dont nous avons eu la démonstration par les plaques de Peyer en voie de cicatrisation, constatées à l'autopsie.

CHAPITRE IV.

Pronostic.

Nous avons déjà, dans le cours de la description de la forme sudorale type, indiqué la bénignité du pronostic; dans les cas d'origine parisienne, ce pronostic ne serait pas plus grave, d'après M. le Professeur Jaccoud, et si, dans ces cas, l'aspect et l'état du malade durant la période d'état étaient un peu moins rassurants, parce qu'ils présentent quelques traits non douteux de l'état typhoïde confirmé, la terminaison par guérison n'en serait pas moins la règle.

Malheureusement, il nous semble qu'il faille abandonner cette confiance, le cas cité par M. Juhel-Renoy, le premier en date, est là pour nous faire hésiter à porter ce pronostic bénin.

Sans aucun doute, la mort fut consécutive à une rechute ayant présenté les caractères de la fièvre typhoïde normale, mais n'y aurait-il que cette rechute à redouter qu'il faudrait être moins confiant dans l'issue de la maladie. Le patient, après avoir fait les frais d'une aussi longue affection, n'offre plus la résistance nécessaire pour lutter contre une nouvelle attaque, et il aura d'autant plus de chances de succomber.

Notre observation vient à l'appui de cette manière de voir.

Ici, sans aucun doute, nous trouvons de nombreux symptômes appartenant à la fièvre typhoïde ordinaire, mais combien aussi qui sont le propre de la fièvre sudorale.

Sans douter de la bénignité du pronostic dans les formes types, il nous sera permis, je pense, de réserver ce pronostic, d'autant plus que la forme qui nous occupera sera plus éloignée de la forme sudorale, et se rapprochera par contre, plus de la fièvre typhoïde ordinaire.

Si le pronostic, dans les cas types, peut être aggravé par le médecin lui-même, nous ne pensons pas qu'il pût en être ainsi dans ces formes mixtes.

Dans les cas types, les accès intermittents du début peuvent faire tomber le praticien dans une erreur absolument fâcheuse ; croyant, en effet, être en présence d'accès de fièvre intermittente palustre, celui-ci donnera la quinine à haute dose, et quand il constatera qu'à l'intermittence fait place la rémittence avec plusieurs paroxysmes, il ne pourra qu'augmenter sa médication quinique, et cela jusqu'à l'intoxication pouvant aller jusqu'au délire et à l'imminence du coma.

Dans les formes mixtes, l'origine des malades, l'absence d'intermittence du début, feront éviter cette faute grave de thérapeutique.

CHAPITRE V.

Diagnostic.

Si dans les formes mixtes, l'origine du malade, l'absence d'intermittence du début, peuvent faire écarter l'idée d'une infection palustre, le diagnostic n'en reste pas moins souvent difficile à porter.

Dans le cas que nous avons observé, le diagnostic aurait pu être beaucoup plus difficile ; si l'éruption avait atteint une plus grande partie des téguments, il nous aurait fallu alors penser sérieusement à la fièvre scarlatine. Le typhus exanthématique fut écarté également, car nous n'observons pas cette maladie dans notre pays ; mais l'aspect marbré des téguments au niveau de la paroi abdominale et principalement des cuisses, aurait put faire penser à cette affection dans une contrée où elle existe. « Cet aspect marbré, dit M. le Professeur Jaccoud, m'a singulièrement étonné ; car s'il faut être familiarisé avec les anomalies des éruptions dans la fièvre typhoïde, on est étonné d'un fait dont on n'avait pas connaissance ; je ne l'ai jamais vu dans la fièvre typhoïde, je ne l'ai jamais lu ; il est une maladie dans laquelle c'est fréquent, c'est le typhus exanthématique ».

Le diagnostic n'aurait pas moins présenté de difficultés

avec la grippe, s'il n'y avait eu la rémission signalée au sixième jour.

Les sueurs abondantes n'auraient pas pu faire porter le diagnostic de fièvre typhoïde sudorale ; en effet, il y a des épidémies de grippe qui sont caractérisées par les sueurs (Londres, 1782, affection sudorale).

L'état nerveux du malade, et le délire qu'il a présenté n'étaient pas non plus significatifs (grippe à forme nerveuse, épidémie française de 1837, où le délire était le fait dominant).

Nous trouvons également des épidémies de grippe (Paris, 1890) au cours desquelles le diagnostic pouvait être en suspens avec la scarlatine, ou la rougeole, en raison d'un érythème cutané se rapprochant beaucoup de celui présenté par notre malade.

Nous voyons également des épidémies de grippe (Hoffmann) dans lesquelles l'éruption consistait en taches livides ou pétéchiales, en tout semblables à celles, constatées dans notre observation, au niveau de la région fessière.

Il nous semble utile de parler ici d'une fièvre toute spéciale décrite par M. David Bruce (1) sous le nom de fièvre méditerranéenne, surtout qu'après avoir dit que cette fièvre est très fréquente sur les rivages, et les îles de la Méditerranée, l'auteur ajoute qu'il y a de bonnes raisons de penser que cette « fièvre est la même que celle que divers savants italiens ont décrit comme typhoïde atypique (Capozzi), fièvre sudorale (Tomaselli) ». Nous verrons plus loin ce qu'il faut penser de cette opinion.

(1) David Bruce. *Sur une nouvelle forme de fièvre rencontrée sur les bords de la Méditerranée. Annales Institut Pasteur*, avril 1893.

Voici la description clinique donnée par l'auteur, de la fièvre méditerranéenne.

Malade admis à l'hôpital, souffrant depuis huit à dix jours, d'insomnie, de maux de tête, visage congestionné, bourdonnements d'oreilles, épistaxis assez fréquentes. Langue couverte d'un enduit épais, blanc jaunâtre, congestion du pharynx. Inappétence, nausées, vomissements, sensibilité de la région épigastrique.

Constipation de règle, quelquefois diarrhée dans les cas graves, évacuations marbrées de sang. Foie et rate élargis, mous à la pression.

Respiration âpre et craquante avec çà et là de la crépitation moite ; peu d'expectoration.

Pas d'éruption rosée, mais transpirations profuses et sudamina, quelques fois un peu de délire la nuit.

Puis les maux de tête et les symptômes aigus disparaissent, mais alors commence une longue et monotone période de maladie.

Les transpirations profuses persistent, la température s'élève ; le malade s'affaiblit, devient chancelant, perd de son poids ; il dort assez bien, et n'a ni délire, ni insomnies.

Alors apparaissent des manifestations rhumatismales caractéristiques de cette affection : « Un jour c'est le genou qui est rouge et gonflé, très sensible au toucher ; quelques jours après c'est le poignet. Parfois plusieurs articulations sont atteintes à la fois, ou il peut y avoir de la névralgie intercostale, de la sciatique, ou de l'inflammation et du gonflement dans le testicule ».

Plusieurs semaines s'écoulent ainsi, puis la température revient à la normale ; le malade reprend ses forces.

Quelquefois la fièvre peut être assez grave pour être absolument impossible à distinguer de la fièvre typhoïde la plus rapidement mortelle.

La marche de la température est essentiellement irrégulière.

Dans la grande majorité des cas, la fièvre a le type continu, mais elle tend parfois à assumer le caractère rémittent ou intermittent.

La durée est excessivement longue, de 70 à 90 jours, dans les cas ordinaires. Les rechutes sont fréquentes ; l'auteur cite une rechute au 115e jour et une seconde au 160e jour de la maladie.

Dans les cas mortels, la température monte d'ordinaire rapidement avant la mort, atteignant 43°3, ou même comme dans un tracé figuré par l'auteur, à 44°2.

Peut être faut-il rapprocher de ces cas de David Bruce les cas mortels du Professeur Tomaselli, écartés à juste titre de la forme sudorale de la fièvre typhoïde par M. le Professeur Jaccoud, pour les raisons que nous avons déjà fait valoir.

Cette fièvre est endémique à Malte. Il n'a jamais été observé de contagion directe. La mortalité est peu élevée, 2 %.

Nous trouvons bien dans cette description un ensemble de symptômes pouvant se rapporter à la forme mixte de la fièvre typhoïde sudorale, mais il en existe qui en diffèrent totalement, ne serait-ce que les manifestations rhumatismales données comme constantes par l'auteur lui-même.

Les bulletins d'autopsie relatés par M. David Bruce, puis par M. Louis Hughes, qui étudia également cette forme d'infection, ne laissent aucun doute sur la non parenté, laissée entrevoir par M. Bruce, entre la fièvre Méditerranéenne et la fièvre typhoïde sudorale. Dans aucun cas il n'a été signalé de lésions des plaques de Peyer ou des follicules clos, qui toujours ont été trouvés normaux.

Bien plus, l'agent microbien isolé et cultivé par M. D. Bruce, puis cultivé à nouveau par M. Hughes, écarte toute idée de rapprochement entre ces deux formes qui semblent avoir quelques points de contact, au point de vue symptomatique.

Le Micrococcus mélitensis, agent pathogène de la fièvre Méditerranéenne, ne peut être rapproché du bacille d'Eberth, agent pathogène de la fièvre typhoïde.

Nous ne pouvons mieux faire ici que citer les lignes suivantes écrites par Hughes, pour confirmer ce que nous venons de dire.

« Cette fièvre (fièvre Méditérranéenne), tient donc cliniquement une place entre la fièvre typhoïde et la malaria, mais s'en différencie par la présence d'un microorganisme spécifique, autant que par l'absence du bacille d'Eberth et de l'hématozoaire de Laveran.

Elle paraît être une fièvre contagieuse d'un type mobile, caractérisée par une durée indéfinie et une marche irrégulière, causée par un poison du sang d'origine fécale, et capable de prendre une forme aérienne organisée. Ce n'est en tout cas, pas une forme abortive ou modifiée par le climat, de la malaria, ou de la fièvre typhoïde ».

CHAPITRE VI.

Pathogénie.

On ne pense plus aujourd'hui à voir dans la forme sudorale de la fièvre typhoïde une manifestation de l'impaludisme ; l'insuccès constant et complet du sulfate de quinine dans ces cas permet d'affirmer qu'il s'agit là d'une fièvre véritablement spéciale, et non pas d'une variété de fièvre intermittente, d'une infection mixte résultant d'une double infection simultanée, la typhique et la palustre, la tifo-malarico de Martini et Schrönn.

Si les deux affections peuvent coexister, le sulfate de quinine conserve son action sur l'élément palustre, et il ne faudrait pas croire que la fièvre intermittente s'est transformée en fièvre typhoïde. On a fait raison de cette opinion : la fièvre typhoïde peut exister chez des malades, surajoutée à l'impaludisme ; et si, dans certains cas, la fièvre typhoïde peut réveiller chez un malade la diathèse paludéenne, la malaria ne tarde pas à s'éteindre, la fièvre typhoïde continue à évoluer seule et il n'est plus de doute pour écarter la fièvre typhoïde sudorale.

Il est donc bien établi aujourd'hui que la forme sudorale de la fièvre typhoïde existe comme entité morbide, mais quelle en est la cause?

Si Borelli a fait remarquer que cette forme n'a commencé à se montrer en Italie qu'après la construction de nouveaux égouts, qui au lieu d'assainir la ville de Naples, ont accru au contraire l'insalubrité de certains quartiers; si, dans des cas cités par M. Jaccoud, les malades habitaient un endroit soumis à des travaux de réparation d'égouts; si notre malade demeurait, il est vrai, rue de la Clef où l'on faisait alors des travaux de réparation des conduites d'eau, nous ne pouvons tirer de tout cela une conclusion utile.

Dire que l'infection typhogène présente des caractères peu habituels parce qu'elle est produite dans ces cas, par des bacilles ayant vécu dans l'air ou dans l'eau des égouts, ou dans tout autre milieu analogue, c'est-à-dire dans des milieux où sa virulence a été transformée, modifiée, cela satisfait peu notre esprit. Les travaux de réfection des égouts sont trop fréquents, les ouvriers vivant dans ce milieu sont trop nombreux, pour parler de ce seul cas, et les cas de fièvre sudorale trop peu fréquents pour que nous puissions nous arrêter à cette hypothèse. Nous serions plus portés à croire, sans toutefois en avoir des preuves, qu'il s'agit d'une question de terrain, sur lequel évolue l'agent pathogène, cause doublée en outre d'une association microbienne encore inconnue.

Quoiqu'il en soit les sueurs qui caractérisent cette forme font partie intégrante de la maladie et ne peuvent être considérées comme un phénomène critique. Et nous ne pouvons non plus partager l'opinion de M. Decourteix, qui dit : « Ces sueurs sont peut-être un moyen de réaction de l'organisme contre l'empoisonnement bactérien. Dans cette forme, en effet, le malade n'a pas de diarrhée, il est plutôt sujet à la constipation ». Notre observation ne nous permet pas de partager cette idée.

Mais, si le même auteur a pu écrire, en parlant de cette forme sudorale : « Tout ce qu'on peut dire d'une façon absolue, c'est qu'il s'agit bien d'une manifestation de la dothiénenterie, et cependant, dans aucun des cas publiés jusqu'à ce jour la recherche du bacille n'a été faite avec succès », et on peut regretter que la ponction de la rate faite chez sa malade, ainsi que les ensemencements faits avec le sang provenant d'une piqûre, soient restés sans résultat, il nous semble que notre observation vient écarter définitivement ce reste de doute ; la séro-réaction, l'examen macroscopique et microscopique des pièces et les cultures pures du bacille d'Eberth obtenues par ensemencement de bouillon avec la pulpe splénique, sont là, toutes concordantes, pour confirmer la nature typhique de l'affection.

L'isolement, les cultures et les inoculations pratiquées par D. Bruce, et Hughes du Micrococcus melitensis ne laissent aucun doute, nous l'avons déjà dit, sur l'indépendance de la fièvre méditerranéenne et de la fièvre typhoïde sudorale que Bruce pensait pouvoir rapprocher l'une de l'autre.

CHAPITRE VII.

Traitement.

Tout d'abord si des doutes persistent quant au diagnostic, si le malade revient d'une contrée à malaria, on donnera la quinine, mais seulement pendant deux ou trois jours : si cette médication aprés ce temps reste sans résultat, on s'empressera de la supprimer, et il ne faudra pas par une obstination aveugle dans une médication qui est absolument stérile, aggraver la maladie. Toutefois, M. le Professeur Jaccoud recommande son emploi dans la période d'état quand les rémissions, qui suivent les accès, ne sont pas assez accentuées. La quinine peut à ce moment abaisser légèrement la température, et apporter un soulagement momentané au malade.

Le traitement sera donc, à part ce dernier cas, purement hygiénique. Il est nécessaire de changer le malade après chaque sudation.

Le lait devra être prescrit en abondance. Le vin de quinquina, les potions alcooliques sont tout indiqués pour soutenir les forces du malade.

Quelques lavements suffiront pour lutter contre la constipation, lorsque celle-ci existe.

Contre les hémorrhagies intestinales, on emploiera les moyens usités dans la fièvre typhoïde vulgaire.

Conclusions.

1° Il existe une forme de fièvre typhoïde, peu connue en France, décrite sous le nom de fièvre typhoïde sudorale par M. le Professeur Jaccoud.

2° A côté de cette forme type, existent des cas mixtes, cités également par M. Jaccoud, qui ne présentent qu'un certain nombre de symptômes caractéristiques de la fièvre typhoïde sudorale, et un certain nombre d'autres qui relèvent de la fièvre typhoïde vulgaire. La période d'intermittence initiale fait défaut; les sueurs ne se montrent pas dès le début; les troubles nerveux, gastro-intestinaux, broncho-pulmonaires se rapprochent de ceux observés dans la dothiénenterie ordinaire.

3° La durée est de 4 à 5 septenaires, parfois plus.

4° Les rechutes sont possibles.

5° Le pronostic essentiellement favorable dans les formes types, doit être réservé dans les cas mixtes.

6° Le diagnostic peut être d'une grande difficulté au

début et la maladie confondue avec un certain nombre d'autres affections.

7° Dans les cas mixtes, il s'agit bien également d'une variété de fièvre typhoïde : la constatation des microbes pathogènes est probante.

Le pourquoi des sueurs, et de cette manifestation morbide chez certains individus nous échappe. Nous serions portés à voir là une question de terrain plutôt qu'une modification dans la manière d'être du bacille ou encore comme nous l'avons déjà dit, d'associations microbiennes, bien que dans notre observation, les cultures obtenues avec la rate n'ont fourni que des colonies pures de bacilles d'Eberth.

8° Le traitement se bornera à l'entretien d'une bonne hygiène chez le malade.

Le sulfate de quinine donné au début, ou dans certains cas particuliers, ne sera pas continué avec entêtement s'il reste sans effet ; on évitera de la sorte l'intoxication quinique.

TABLE DES MATIÈRES.

Le Mans. — Impr. de l'Institut de Bibliographie. — Juin 99. — N° 57.

www.ingramcontent.com/pod-product-compliance
Lightning Source LLC
LaVergne TN
LVHW050429160826
845677LV00002BA/611
9782329687551